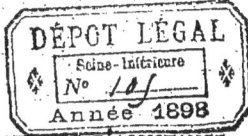

DEUXIÈME CONGRÈS NATIONAL D'ASSISTANCE

La Tuberculose dans les Hôpitaux de Rouen

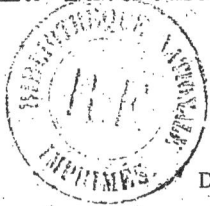

Par M. BRUNON

Directeur de l'Ecole de Médecine.

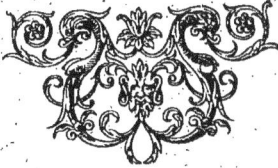

ROUEN

IMPRIMERIE CAGNIARD (LÉON GY, SUCCESSEUR)

1898

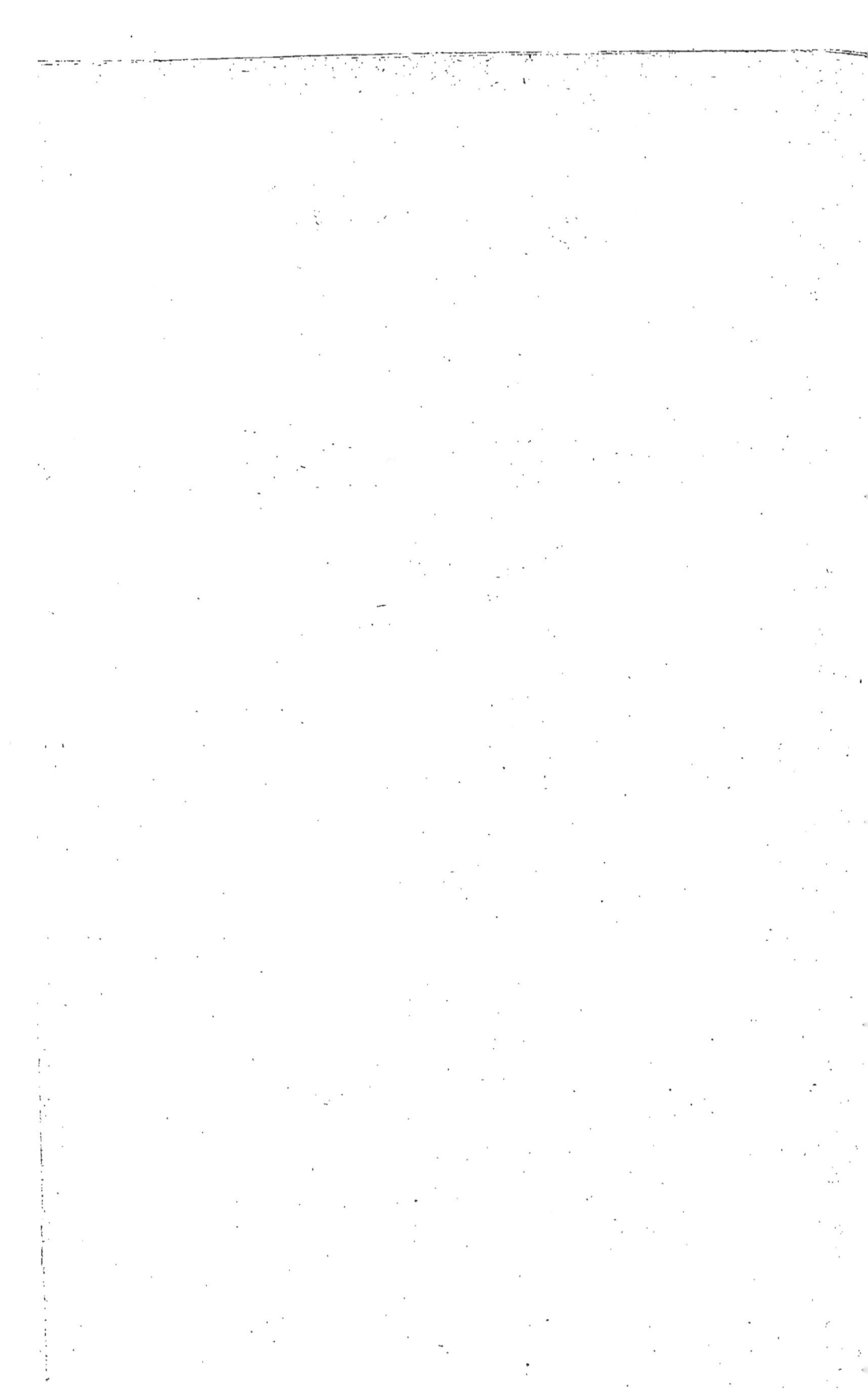

LA TUBERCULOSE DANS LES HOPITAUX DE ROUEN

Par M. BRUNON, directeur de l'Ecole de médecine.

I. — LES TUBERCULEUX A L'HOTEL-DIEU

Pour déterminer exactement la fréquence de la tuberculose dans les hôpitaux de Rouen, nous avons d'abord cherché à connaître le nombre de malades entrant dans une division de l'Hôtel-Dieu, l'Hôtel-Dieu ne recevant que des adultes de vingt à soixante ans.

Nos recherches ont porté sur le service de clinique de cet hôpital, clinique dirigée par Leudet d'abord et actuellement par M. P. Olivier.

Les statistiques de Leudet embrassent la période de 1854 à 1885. Celles de M. Olivier vont de 1886 à 1895.

Dans ces quarante-cinq ans, le total des entrées a été de 41,850, soit par an 930 malades.

Sur ces 930 malades, les tuberculeux sont au nombre de 145.

Les 930 malades ont donné 192 décès par an. Les 145 tuberculeux en ont donné 65.

Le nombre des tuberculeux sortis dans un état stationnaire a été de 80 par an.

Ces chiffres nous donnent le tableau suivant :

Proportion des tuberculeux sur les malades en général : 15,65 o/o.

Proportion des décès tuberculeux sur les décès en général : 33,7 o/o.

Proportion des décès tuberculeux sur le total des tuberculeux : 43,9 o/o.

Sous une autre forme, on a en chiffres ronds :

Sur 100 malades, 16 tuberculeux.

Sur 100 décès, 34 par tuberculose.

Sur 100 tuberculeux, 44 décès.

Dans certaines années ces proportions ont été dépassées.

En 1867, Leudet constatait que la mortalité par phtisie avait dépassé la moitié du chiffre total des décès de l'Hôtel-Dieu, tant par affections médicales que par affections chirurgicales.

En 1885, la mortalité des tuberculeux fut de 36,7 pour cent malades en général.

Dans les autres services de l'Hôtel-Dieu, les tuberculeux sont encore plus nombreux, car pendant plus de trente ans, une sélection relative a été faite parmi les malades dirigés sur le service de clinique.

Le nombre moyen des malades admis, par an, à l'Hôtel-Dieu dans les neuf dernières années, a été de 2,223.

Soit 312 tuberculeux qui ont donné une mortalité de 132 personnes par an.

En résumé, *à l'Hôtel-Dieu de Rouen, les tuberculeux représentent le septième du nombre des entrées et plus du tiers de la mortalité générale.*

Dans les hôpitaux de Bordeaux, Berlin, Darmstadt, Stuttgard, Prague, Le Caire, la mortalité par phtisie ne dépasse pas, en 1885, le quart de la mortalité générale (Leudet).

Remarquons en passant que pour les animaux la proportion est contraire. D'après M. Nocard (1), la proportion des vaches tuberculeuses est :

A Berlin de 15,5 o/o.

A Leipzig, 33,34 o/o.

En France, la Brie, la Beauce, la Flandre sont gravement infectées.

La Normandie, l'Auvergne le sont fort peu.

II. — LES TUBERCULEUX A L'HOSPICE-GÉNÉRAL

Les documents que j'ai pu recueillir sont représentés par les comptes rendus de 475 autopsies faites dans ma division, de la fin de l'année 1891 au mois de juin 1897.

Dans cette division, les malades sont âgés de soixante à quatre vingts ans et plus.

(1) *Poitou médical*, 1897, p. 33.

Parmi ces 475 autopsiés, j'en trouve 267 dans lesquels les sommets pulmonaires présentaient des lésions. C'est une proportion de 56 o/o.

Ces 267 cas se subdivisent ainsi :

103 présentaient des tubercules guéris crétacés, soit :
40 bilatéraux ; 31 à droite, 32 à gauche.
113 cas de cicatrices anciennes des sommets, soit :
20 cas de cicatrices pulmonaires.
93 cas de cicatrices pleurales.
51 cas de tuberculose en voie d'évolution.

Le tableau suivant réunit ces indications :

ANNÉES	NOMBRE des AUTOPSIES	LÉSIONS ANCIENNES avérées	LÉSIONS DOUTEUSES		TUBERCULES en évolution	POUSSÉE RÉCENTE
			PLEURALES	PULMONAIRES		
1891	12	2	2	»	»	»
1892	88	48	12	17	15	»
1893	92	22	12	1	13	7
1894	68	19	15	2	2	12
1895	95	20	23	7	14	8
1896	70	10	16	6	6	7
1897	50	15	13	3	2	6

M. Aupinel, dans une thèse très documentée, a montré, à l'aide de faits recueillis dans le service de mon collègue, M. Lerefait, que les traces de tubercules étaient extrêmement fréquentes chez les malades de la deuxième division médicale de l'Hospice-Général.

Ce service reçoit les vieillards de soixante-dix à quatre-vingt-dix ans et plus.

Sur 60 autopsies faites par M. Lerefait, M. Aupinel trouve des lésions tuberculeuses 39 fois, et les cas se répartissent ainsi, suivant l'âge des individus :

70 ans : 3 cas	80 ans : 3 cas	88 ans : 1 cas
72 — 4 —	81 — 1 —	89 — 2 —
75 — 4 —	82 — 4 —	90 — 2 —
76 — 2 —	85 — 1 —	91 — 1 —
78 — 2 —	86 — 3 —	92 — 1 —
79 — 2 —	87 — 2 —	99 — 1 —

Le résultat de ces autopsies faites dans les deux services montre l'extrême fréquence de la tuberculose chez les vieillards et aussi l'extrême fréquence des cas de tuberculose guérie.

D'une manière générale, tout le monde s'accorde à dire, depuis la plus haute antiquité, que la phtisie est la plus fréquente de toutes les maladies qui atteignent l'homme. Les chiffres seuls diffèrent suivant les auteurs.

Beaucoup d'auteurs tendraient à croire que tous les habitants des villes sont entachés de tuberculose à un moment de leur existence. MM. Gaucher et Sabourin sont de cet avis. Wolff (1) a rencontré la tuberculose sur 80 o/o des cadavres d'enfants à Leipzig, et sur 46 o/o des cadavres totalisés. Il admet donc que l'infection a le plus souvent lieu dans l'enfance.

MM. Dieulafoy et Strauss ont montré la fréquence des bacilles dans les voies aériennes et dans les fosses nasales des personnes fréquentant les salles d'hôpital.

M. Brouardel, cité par M. Nocard, dit que sur 100 victimes de mort violente, on en trouve 60 plus ou moins entachées de tuberculose

M. Letulle (2) a trouvé, dans 189 autopsies, les proportions suivantes :

Tubercules crétacés, 92.

Cicatrices pulmonaires ou pleurales, 18.

Cadavres indemnes, 79.

Soit plus de 50 o/o d'individus ayant été tuberculeux.

On voit que les statistiques de M. Letulle, de M. Lerefait et la mienne concordent presque complètement.

Je n'ai pas de documents sur la tuberculose des enfants reçus à l'Hospice-Général. Cependant, en nous basant sur ce que nous venons de voir à propos des adultes de l'Hôtel-Dieu et des vieillards de l'Hos-

(1) Onzième congrès de Méd. int. Leipzig 1892.
(2) Knopff. Thèse, Paris 1895, p. 57.

pice-Général, nous pouvons admettre, je pense, l'extrême fréquence de la tuberculose dans ces deux catégories de malades à Rouen.

Il est extrêmement probable qu'elle est très fréquente à tous les âges. Et nos faits corroborent cette opinion que beaucoup de cas guérissent spontanément, sans avoir attiré l'attention quelquefois, et par les seules forces de la nature. D'autres cas passent par des alternatives de sommeil et de réveil suivant la résistance du terrain et les mille causes inhérentes au genre d'existence de l'individu atteint. Dans tous, il est probable que la maladie laisse des traces plus ou moins visibles, ce sont les plus grosses que nous constatons à l'autopsie des vieillards de l'Hospice-Général.

Pour ce qui touche le taux de la mortalité suivant les âges, Leudet admettait que la mortalité maxima se rencontre chez les malades de vingt à quarante ans. Elle s'abaisse dans la jeunesse et dans la vieillesse.

Nos recherches personnelles cadrent parfaitement avec ces opinions. Sur les 267 cadavres porteurs de lésions tuberculeuses, 51 seulement présentaient des lésions récentes, en évolution, et ayant entraîné la mort. Soit une proportion de 16 o/o.

On peut conclure que la mortalité par tuberculose des vieillards de l'Hospice Général est moitié moindre que chez les adultes de l'Hôtel-Dieu.

III. — DURÉE DE LA MALADIE

Pour étudier la durée de la tuberculose, les statistiques doivent embrasser un grand nombre d'années. Celles de Leudet répondent à cette condition. Elles démontrent que les deux tiers des tuberculeux meurent dans l'espace de deux ans.

Sur 409 observations :

295 malades meurent dans l'espace de 2 mois à 2 ans.
76 — — 3 ans à 5 ans.
36 — — 6 ans à 15 ans.

M. Olivier a constaté, lui aussi, cette rapidité des accidents et, selon lui, elle peut s'expliquer par l'entrée trop tardive des malades à l'hôpital. Quand ils se sont décidés à entrer, ou quand ils ont réussi à se faire recevoir, l'infection est trop profonde, leur tube digestif, leurs reins sont atteints et la mort est proche.

Leudet a fait cette autre remarque, qui ne fait que corroborer la précédente. On peut constater, surtout chez les ouvriers, une résis-

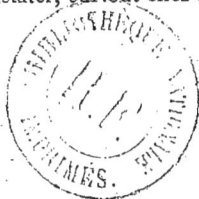

tance remarquable dans les premières phases de la maladie. Le travail pathologique local peut progresser jusqu'à la période d'excavation, sans que l'état général soit compromis, et le pronostic sera moins grave si les fonctions digestives sont restées intactes. Et Leudet conclut. Ce qu'il faut à ces malades, « c'est la nourriture digestive et la nourriture respiratoire ».

Chez les vieillards de l'Hospice-Général les choses se passent autrement. Toutes les maladies revêtent un caractère particulier chez les gens âgés. Elles sont mieux tolérées par un organisme qui réagit moins. La tuberculose a, chez eux, une marche beaucoup plus lente. Nous conservons pendant des années de vieux tuberculeux à qui le régime de l'hôpital semble propice. Ils manquaient de tout chez eux : à l'hôpital ils trouvent un bien-être inconnu.

Dans les malades cités plus haut figure une femme du service de M. Lerefait, qui a atteint l'âge de quatre-vingt-dix-neuf ans. Laennec a cité un cas analogue.

IV. — INSUFFISANCE DES STATISTIQUES

Les chiffres qui précédent montrent le grand nombre de tuberculeux qui encombrent nos hôpitaux et l'effrayante mortalité qui sévit à l'Hôtel-Dieu.

Ils n'expriment cependant qu'une partie de la vérité. Ils ne désignent que les cas de tuberculose *pulmonaire* et particulièrement les cas arrivés à la période de ramollissement.

Un grand nombre de tuberculeux ne figure pas dans ces statistiques, ce sont ceux chez lesquels le début de la maladie a pris la forme d'accidents chlorotiques, gastriques, intestinaux, utérins, etc., et même ceux chez lesquels la tuberculose pulmonaire ne se révèle encore que par des signes physiques difficiles à constater par l'auscultation.

Depuis quelques années les remarquables travaux de M. Grancher ont jeté un jour nouveau sur le diagnostic de la tuberculose. Grâce à lui, on peut faire *le diagnostic précoce* avant que l'état général soit profondément atteint et bien avant que l'examen bactériologique soit capable de donner un renseignement précis.

Il y a là un point capital pour la thérapeutique, car c'est dans la *première période de Grancher,* période que ne connaissait pas Laennec, que la thérapeutique peut donner des résultats qu'on peut qualifier de remarquables.

Les malades de cette catégorie ne figurent pas dans les statistiques de Leudet.

Leudet ne parle que des cas dont le diagnostic a été contrôlé à l'autopsie.

Il résulte de tout cela que le chiffre de un septième des entrées en général est loin de représenter la vérité, et je ne serais pas éloigné de croire que la moitié des entrants à l'Hôtel-Dieu est plus ou moins entachée de tuberculose. Je n'ai pas des chiffres pour appuyer cette opinion.

La proportion de 34 o/o, qui indique la mortalité des tuberculeux à l'Hôtel-Dieu a une certaine éloquence, et cependant elle ne traduit pas, elle non plus, la vérité.

Les 66 tuberculeux qui sortent de l'hôpital dans un état *stationnaire* sont destinés à y rentrer dans un temps plus ou moins proche.

Et une fois rentrés ils sont condamnés à y mourir.

Dans l'état actuel des choses, et si on les envisage au point de vue purement clinique, on peut dire, sans exagération, que tout tuberculeux qui entre à l'hôpital à la deuxième période de la maladie, est destiné à y mourir doucement mais sûrement.

Les calculs sont ici hors de propos. En réalité, parmi les tuberculeux de l'Hôtel-Dieu de Rouen personne ne guérit.

V. — CAUSES DE LA FRÉQUENCE DE LA TUBERCULOSE A ROUEN

Il me paraît bien difficile d'analyser ces causes. Cependant on ne peut s'empêcher de remarquer que trois grands faits caractérisent l'hygiène à Rouen : La mortalité excessive des enfants en bas âge qui est de 33 o/o. Le développement excessif de l'alcoolisme. La consommation de l'alcool était à Rouen, en 1894, de 19 litres 88 centilitres par tête. Enfin la fréquence de la tuberculose.

Rouen a toujours été célèbre par ses maladies. On disait, au xviiᵉ siècle : La syphilis de Rouen et la boue de Paris ne s'en vont qu'avec la pièce.

A quel vice congénital rattacher ces faits ?

Leudet qui a touché à toutes les questions médico-sociales a étudié le rôle de l'alcool dans la tuberculose, mais il n'a pas étudié, à mon avis, le rôle de l'alcoolisme.

Il considère l'alcool comme un poison agissant directement sur l'organisme pour le prédisposer à l'infection tuberculeuse, et il a conclu qu'il ne pouvait, probablement, pas être incriminé.

Nous considérons la question à un autre point de vue. L'alcoolisme est une cause indéniable de misère pour les familles d'ouvriers, il est une cause de déchéance pour l'individu qui arrive à ne plus manger tant il boit, il est une cause de dégénérescence pour la race. Il agit, mais indirectement, et son action ne peut pas être mesurée par des chiffres.

Il faut remarquer encore que depuis le développement de l'industrie, la population ouvrière a considérablement augmenté. Les ouvriers qui travaillaient à la main dans les campagnes sont descendus dans les villes pour travailler à la machine dans les ateliers et les filatures. Tout ce monde a dû trouver place dans les faubourgs et dans les quartiers Est de la ville. Or, l'extension en surface de la ville ne s'est pas faite proportionnellement à l'augmentation de la population. Les quartiers de l'Est suffisaient à la population du XVIe siècle, ils étouffent les hommes du XIXe. Les maisons qu'on y rencontre encore feraient la stupéfaction des visiteurs non prévenus.

L'alcoolisme et l'encombrement, voilà sûrement, entre beaucoup de causes, les deux principales qui convergent pour amener les tuberculeux en foule dans nos hôpitaux.

VI. — CONTAGION NOSOCOMIALE

Théoriquement, le rôle de la contagion doit être considérable. Des découvertes retentissantes ont enfin fourni des preuves matérielles à l'appui des opinions contagionistes. Ces opinions reposent sur la découverte de l'inoculation expérimentale de la tuberculose par Vilmin et du bacille par R. Koch.

Pour ne citer que quelques noms parmi ceux qui ont étudié la contagion nosocomiale, nous rappellerons les travaux de Debove sur la fréquence de la mortalité des infirmiers des hôpitaux ; ceux de Bergeret, Lombard, Cornet, sur la mortalité des sœurs hospitalières ; ceux de Laveran, Kirchner, sur la mortalité des infirmiers militaires.

Marfan insiste sur la mortalité des surveillants.

Letulle cite les chiffres suivants :

Sur 4,470 agents de l'assistance publique,
7,296 cas de maladie sont étudiés,

2,651 sont des affections pulmonaires,
526 sont des cas de tuberculose.

Malgré les dires de tant d'autorités, je ne suis pas arrivé à me convaincre que la contagion ait une grande influence sur le développement de la tuberculose dans les hôpitaux de Rouen.

Le bacille est partout. Et partout le milieu de culture est si bien préparé dans les villes qu'il n'est pas besoin d'incriminer l'hôpital pour expliquer la fréquence de la tuberculose.

Je croirais volontiers que le rôle de la contagion est moindre dans nos hôpitaux que dans les maisons sordides où vivent nos ouvriers.

Williams, le médecin de Brompton hospital, à Londres (hôpital de tuberculeux), n'a pas vu, dans sa carrière, plus de trois ou quatre cas de contagion dans le personnel de l'hôpital. Le Dr Knopff, qui a une compétence spéciale, a visité l'hôpital en 1894, et attribue la rareté des cas de contagion à la propreté scrupuleuse de l'établissement.

A Rouen, les sœurs et les infirmiers vivent constamment dans l'hôpital.

A l'Hôtel-Dieu, les sœurs cloîtrées ne sortent jamais. A l'Hospice-Général, elles ne sortent qu'un mois par an. Dans les deux hôpitaux, nous avons de vieilles infirmières qui ont passé leur vie à l'hôpital. La tuberculose ne fait que de rares victimes dans ce personnel.

En dix ans, trois sœurs sur quarante sont mortes tuberculeuses à l'Hospice-Général. Une d'elles toussait déjà avant son entrée.

Dans l'espace de six ans, je n'ai soigné que deux sœurs tuberculeuses à l'Hospice-Général.

Le reste du personnel hospitalier : médecins, internes, élèves, infirmiers, ne peut pas être pris comme sujet d'observation, parce que trop de causes de contamination extra-nosocomiale interviennent chez eux.

Il en est de même pour les surveillantes des hôpitaux de Paris. Chez elles, les causes de surmenage sont trop nombreuses. Beaucoup doivent mener de front les fatigues de la maternité, les soucis de la famille et les exigences d'un service très lourd qu'elles font avec conscience, pour la plupart.

D'ailleurs beaucoup d'observateurs admettent que la contagion est restreinte.

R. Koch, lui-même (1), admet qu'elle n'a lieu que chez peu d'in-

(1) Leudet, Académie des Sciences, 1886.

dividus, et que les circonstances adjuvantes jouent un rôle considérable.

Virchow disait, en 1886 : la découverte du bacille a si peu éclairé notre compréhension de la maladie que, peu de temps après la découverte, les savants se sont occupés de nouveau de la prédisposition et de l'immunité.

De 1854 à 1885, Leudet a étudié, à ce point de vue, 16,094 malades. Il trouve, parmi eux, 2,813 tuberculeux.

De ces 2,813 tuberculeux, 277 avaient fait un séjour plus ou moins long à l'hôpital et sont devenus tuberculeux, de deux à trente ans après leur passage à l'Hôtel-Dieu.

Cette enquête clinique rigoureuse, établie sur une période de trente ans, montre que parmi les malades non tuberculeux, ayant séjourné dans les salles, 10 o/o sont devenus tuberculeux.

Mais, d'autre part, la proportion des tuberculeux, relativement au nombre total des admissions pour toutes maladies, et de 17 o/o.

Or, le premier chiffre de 10 o/o est inférieur au second de 7 o/o. C'est une preuve que le séjour des malades au milieu de tuberculeux n'offre pas un grand danger.

Il faut remarquer encore que sur les 10 o/o de malades ayant séjourné à l'hôpital et étant devenus tuberculeux, il est impossible de faire la part exacte de ceux qui ont été contaminés *chez eux*, dans des chambres sordides où la promiscuité est la règle et où les principes les plus élémentaires de propreté sont inconnus.

Je rappelle qu'à l'Hospice-Général beaucoup de vieillards entrent à cause de leur dénuement et y atteignent un âge extrêmement avancé, quatre-vingt-dix ans et plus, quoique vivant là dans un milieu sinon contaminé au moins très encombré.

Si l'on veut bien admettre que les effets de la contagion nosocomiale ont été peu marqués du temps de Leudet, ils doivent l'être encore moins aujourd'hui.

L'hygiène de nos salles a fait de grands progrès, malgré l'encombrement qui y est excessif pendant l'hiver. L'aération est excellente dans les salles de clinique de l'Hôtel-Dieu. Les rideaux ont été supprimés sur l'avis unanime des médecins. Les parquets sont lavés tous les jours avec des liquides antiseptiques. Dans certains services des vaporisateurs fonctionnent constamment. Dans tous les services les crachoirs ont été l'objet d'une surveillance spéciale. Les crachats sont détruits avec soin. L'ordre et la propreté règnent partout dans l'intérieur des salles.

Les escaliers, les corridors, les cabinets laissent seuls grandement à désirer.

Bref, les progrès accomplis depuis vingt ans sont considérables.

VII. — ISOLEMENT DES TUBERCULEUX DANS L'HÔPITAL

Considérant que la contagion est très restreinte dans les hôpitaux de Rouen, nous sommes de ceux qui admettent comme peu utile l'isolement des tuberculeux dans des salles spéciales de l'hôpital.

Cet isolement nous paraît même impossible à réaliser.

En effet, nous sommes en mesure de faire aujourd'hui un diagnostic précoce de la tuberculose pulmonaire, mais ce diagnostic n'en reste pas moins assez difficile à poser dans bien des cas, et la période tout à fait initiale de la tuberculose est difficile à connaître. Va-t-on créer des services spéciaux pour les malades suspects ? et si on ne les crée pas, va-t-on *isoler* ces suspects avec les tuberculeux avérés ? Ce ne serait pas leur rendre service.

De plus, la tuberculose est une maladie à très longue échéance. La durée peut s'échelonner sur plusieurs années. Comment séquestrer pendant des années ces malades dans nos salles ?

VII. — NÉCESSITÉ DE CRÉER DES SANATORIA POUR LES INDIGENTS

Les faits qui précèdent montrent que les traitements appliqués à l'hôpital sont complètement illusoires, comme partout ailleurs.

Et cependant la tuberculose pulmonaire est une maladie curable et, comme disent les Anglais, évitable.

Avant Laennec on le savait. Depuis Laennec on le répète souvent. Depuis l'utilisation des sanatoria, on n'en doute plus.

Les preuves anatomo-pathologiques et les preuves cliniques de la curabilité de la tuberculose abondent. Après Laennec et Cruveilhier, nous pouvons citer, parmi les Français : Bouchard, Grancher, Jaccoud, Hérard et Cornil, Daremberg, Sabourin, Marfan, qui sont revenus plus volontiers sur ce sujet.

Et malgré cette curabilité acceptée de tous, chaque année nos malades meurent par centaines.

Notre thérapeutique n'a pas suivi les progrès que les études de pathogénie ont faits dans ces dernières années.

Deux méthodes thérapeutiques sont en présence :

L'une, encore appliquée par beaucoup plus de médecins qu'on ne croit, est basée sur l'expérimentation et cherche à atteindre le bacille par des substances spécifiques.

L'autre, repose sur une médication spéciale destinée à relever l'organisme. Elle est basée sur l'empirisme pur, mais c'est la seule qui donne des résultats jusqu'ici. C'est une méthode hygiéno-diététique.

Elle trouve son application dans les sanatoria primitivement créés à l'étranger et dont nous commençons à nous occuper en France.

Quand on peut soumettre les malades de la ville *à la cure d'air*, on est étonné des résultats obtenus. On n'en est que plus douloureusement frappé par l'inanité des traitements à l'hôpital.

De nombreux documents montrent aujourd'hui les résultats de la cure d'air. On me permettra de citer ici, sans développement, vingt-deux cas de tuberculose observés chez des malades vivant à la ville. Tous ont été améliorés par la cure d'air ; cinq sont en voie de guérison.

Le traitement a été le même pour tous : cure d'air en abandonnant la ville. Cure d'alimentation en ménageant avec soin l'estomac, la place forte. Cure de repos en supprimant toute cause de déperdition.

Je laisse de côté les cas où les malades ont pu faire la cure dans un sanatorium d'altitude, et je veux citer seulement ceux qui l'ont faite aux environs de Rouen, d'Elbeuf ou de Bernay. Chez ces malades, au nombre de huit, les résultats ont été les mêmes et ils peuvent se résumer ainsi :

En ville, malgré de bonnes conditions hygiéniques, la maladie suivait sa marche progressive.

A la campagne et dès les premières semaines, le poids s'élevait, les digestions devenaient plus faciles, la résistance générale augmentait et l'espérance renaissait.

Le malade revenait-il en ville *quelques jours seulement*, l'amélioration s'arrêtait, le poids diminuait. L'amélioration apparaissait de nouveau dès le retour à la campagne. J'ai plusieurs courbes qui montrent d'une manière indéniable cette marche des accidents.

La rapidité de l'amélioration et sa persistance sont en rapport avec la période de la maladie, l'état du tube digestif du malade, son énergie morale et l'intelligence de son entourage.

La cure, telle qu'elle est faite dans un sanatorium fermé, peut donner des résultats meilleurs encore. Elle ne comporte pas seulement le traitement du malade, mais encore son éducation, son entraînement. Le malade apprend à respirer, à ne pas tousser, il apprend à se diriger lui-même. Il perd ses vieux préjugés sur la peur de l'air, la peur du froid, la peur des fenêtres ouvertes.

De tout temps, on s'est ingénié à consoler le malade en lui cachant avec soin sa maladie. Dans le sanatorium le malade sait ce qu'il a, il sait ce qu'il faut faire pour lutter.

On pourrait et on doit obtenir ces résultats chez nos tuberculeux des hôpitaux de Rouen. Il faut les enlever au milieu urbain et à toutes ses causes d'infection.

On a fait quelque chose, mais pas grand'chose, quand on a mis le malade dans de bonnes conditions hygiéniques *urbaines*. L'action du bacille de Koch n'est pas la seule dont on doive tenir compte. La question ne se réduit pas à une question de contagion purement et simplement. Elle est beaucoup plus complexe. En même temps que le germe, il faut considérer le milieu ambiant dans son ensemble, et ce milieu a une nocivité complexe faite de germes connus et inconnus, et de toutes les impuretés que nous analysons assez mal, mais dont nous constatons cliniquement les effets terribles.

Il y a déjà longtemps que Leudet citait la loi formulée par Farr, le savant *registrar general* d'Angleterre, à savoir que « la fréquence et la rapidité de la tuberculose étaient en raison directe de la densité de la population par unité de surface métrique (1) ».

Aujourd'hui nous disons que les chances de guérison de la tuberculose sont en raison inverse de ces dernières conditions.

Actuellement, je considère que l'administration des hôpitaux ne devrait pas avoir de plus grande préoccupation que celle de donner aux médecins les moyens d'appliquer les méthodes nouvelles et le traitement rationnel de la tuberculose.

Il est également urgent d'installer dans les environs de Rouen des sanatoria aussi rudimentaires qu'on voudra, et où les malades seront classés par catégorie, suivant le degré de la maladie.

Voilà comment je comprends l'isolement des tuberculeux.

Il y a déjà lontemps, j'ai attiré l'attention sur le premier sanatorium créé en France et qui est resté longtemps le seul. Le sanatorium du Vernet, dirigé avec énergie par M. Sabourin. J'ai eu l'occasion de citer aussi les résultats obtenus aux sanatoria de Leysin et de Davos. Malgré les nombreux documents publiés par nombre de médecins sur cette question, la France a fait peu de choses jusqu'ici.

L'Angleterre, l'Amérique et surtout la Suisse, ont seules fait des

(1) Leudet. *Clinique médicale de l'H.-D. de Rouen*, 1874, p. 595.

efforts pour isoler leurs malades à la campagne. Depuis 1893, la Suisse se couvre de sanatoria pour les indigents.

A Rouen, il faudrait créer dans les campagnes avoisinantes des pavillons pour la cure d'été. C'est là l'indication la plus urgente. Puis il faudrait organiser au loin, dans un climat spécial, des sanatoria pour la cure d'hiver et y envoyer les malades susceptibles d'en tirer profit.

Ce genre de médication s'éloigne beaucoup de nos vieilles méthodes!

Cependant, il est appliqué dès maintenant aux enfants de l'Hospice-Général, qui sont envoyés à Pen-Bron; mais les affections chirurgicales sont seules à bénéficier de cette cure.

VIII. — RÉSULTATS DES SANATORIA

Il meurt en France 150,000 poitrinaires par an. D'aucuns disent 170,000 et même 200,000. Admettons que 20 o/o sont d'emblée incurables, il en reste 120,000 susceptibles de guérison. Or, M. Sabourin (1) admet que si la société était organisée pour soigner, à temps et comme il faut, ces 120,000 malheureux, elle en sauverait 100,000. D'ailleurs il sait mieux que personne qu'il est impossible de dresser une statistique en pareille matière, parce que la tuberculose n'est pas une maladie à évolution rapide, dans laquelle tous les cas sont comparables.

D'une manière générale, on admet qu'une cure bien entendue guérit 20 ou 25 o/o des tuberculeux.

M. Knopff, en se basant sur ce qu'il a vu dans 22 sanatoria d'Europe et d'Amérique, estime à 28 o/o les chances de guérison abolue ou relative.

A Rouen, Leudet nous a montré que 80 malades sortent de la Clinique dans un état *stationnaire*. Il est à peu près certain que ces 80 malades sont précisément ceux qui seraient susceptibles de bénéficier de la cure. Cette proportion est sensiblement la même que les précédentes. C'est donc 250 malades environ que nous pourrions enlever chaque année à l'Hôtel-Dieu et guérir.

(1) Sabourin, traitement rationnel de la tuberculose. G. Masson, 1896.

CONCLUSIONS

1º A l'Hôtel-Dieu de Rouen, les tuberculeux représentent le septième du nombre des entrées.

La mortalité des tuberculeux dépasse le tiers de la mortalité générale.

A l'Hospice-Général, le nombre de vieillards porteurs de lésions tuberculeuses anciennes atteint 60 o/o.

Le nombre des décès par tuberculose récente est chez eux moitié moindre que le nombre des décès chez les adultes de l'Hôtel-Dieu.

Tous ces résultats sont basés sur des recherches anatomo-pathologiques.

2º Les statistiques les mieux faites sont insuffisantes pour donner exactement le nombre de décès par tuberculose.

En réalité, la mortalité est plus élevée que les chiffres ne l'indiquent. Tout tuberculeux qui séjourne à l'hôpital est destiné à voir sa maladie s'aggraver et se terminer par la mort.

3º La plupart des tuberculeux de l'Hôtel-Dieu meurent dans l'espace de deux mois à deux ans.

4º Les fautes contre l'hygiène privée ou l'hygiène sociale sont les causes de l'extension de la tuberculose et de la mortalité effrayante. Parmi ces causes, Rouen doit incriminer spécialement l'alcoolisme et l'encombrement de la ville.

5º La contagion qui joue un rôle considérable dans les habitations particulières et les établissements publics, a un rôle restreint dans les hôpitaux de Rouen. Ce résultat est dû à la bonne tenue de ces hôpitaux.

6º A Rouen, l'isolement des tuberculeux dans des salles spéciales des hôpitaux est peu utile.

7º Les différentes thérapeutiques appliquées dans les hôpitaux urbains sont illusoires partout.

8º Cette inefficacité est due à l'installation des hôpitaux au milieu des villes.

9º De tout temps la tuberculose a été considérée comme curable dans certaines conditions.

Cette opinion a été corroborée par les travaux les plus récents et par les résultats obtenus dans les sanatoria fermés.

10º La création à Rouen de sanatoria pour les indigents s'impose.

Aucune innovation n'est plus urgente dans l'administration des hôpitaux.

Ces sanatoria doivent être installés dans les environs de Rouen et recevoir les phtisiques à tous les degrés.

Les malades curables doivent être évacués, pour la cure d'hiver, dans des sanatoria de climat choisi.

11° Ces créations auront pour résultat immédiat :

1° De diminuer les chances de contagion dans la ville en isolant les tuberculeux à la campagne.

2° De donner une guérison absolue ou relative à environ 250 malades qui, actuellement, sortent chaque année de l'Hôtel-Dieu dans un moment d'accalmie de leur affection.

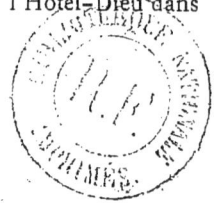